BEI GRIN MACHT SICH IHR WISSEN BEZAHLT

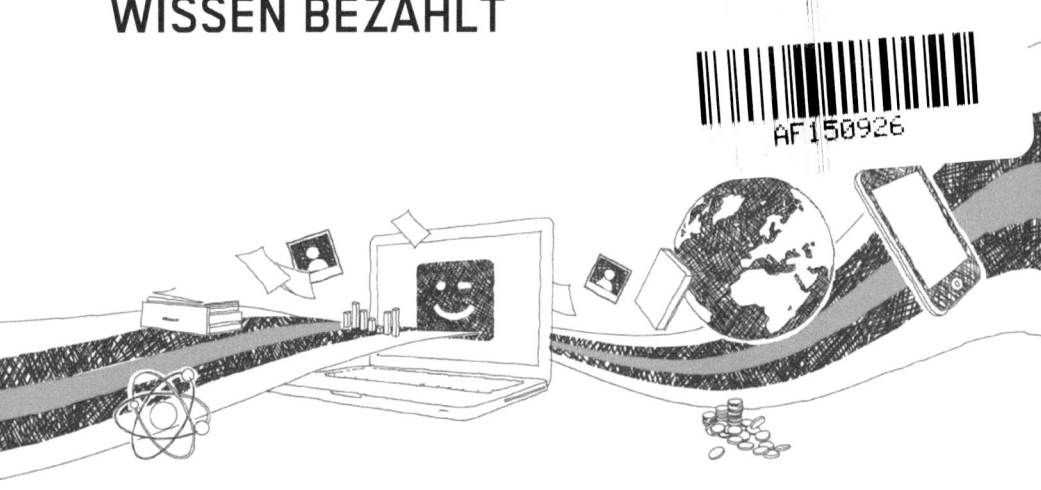

Franz Wegener

Psychologische Lerntheorien in der Suchttherapie: Rauchen

GRIN Verlag

Bibliografische Information der Deutschen Nationalbibliothek:

Die Deutsche Bibliothek verzeichnet diese Publikation in der Deutschen National-
bibliografie; detaillierte bibliografische Daten sind im Internet über http://dnb.d-
nb.de/ abrufbar.

Impressum:

Copyright © 2005 GRIN Verlag GmbH
Druck und Bindung: Books on Demand GmbH, Norderstedt Germany
ISBN: 978-3-638-88639-0

Dieses Buch bei GRIN:

http://www.grin.com/de/e-book/37685/psychologische-lerntheorien-in-der-sucht-
therapie-rauchen

GRIN - Your knowledge has value

Der GRIN Verlag publiziert seit 1998 wissenschaftliche Arbeiten von Studenten, Hochschullehrern und anderen Akademikern als eBook und gedrucktes Buch. Die Verlagswebsite www.grin.com ist die ideale Plattform zur Veröffentlichung von Hausarbeiten, Abschlussarbeiten, wissenschaftlichen Aufsätzen, Dissertationen und Fachbüchern.

Besuchen Sie uns im Internet:

http://www.grin.com/

http://www.facebook.com/grincom

http://www.twitter.com/grin_com

Magdeburg, 10.01.2005

Franz Wegener

Hausarbeit für das Seminar:

Gesundheitssoziologie und -psychologie (WS 2004/2005)

Thema:

Psychologische Lerntheorien in der

Suchttherapie am Beispiel des Rauchens

Inhalt

0 Einleitung

In Deutschland sterben jährlich circa 140.000 Menschen an den Folgen von Nikotinkonsum (vgl. Rauchen und Gesundheit). Weltweit sind es nach Berichten der WHO (2004) etwa 5 Millionen Menschen. 90-95% aller in Deutschland an Lungenkrebs erkrankten Menschen sind Raucher (vgl. Rauchen und Gesundheit). In den USA sind von den Menschen, die an einer Form von Krebs sterben, 32% Raucher (American Cancer Society, 2004). Weitere 442.398 Menschen sterben dort an rauchbedingten Herz-Kreislauf-Erkrankungen (American Heart Association, 2005). Rauchen begünstigt außerdem die Krankheitsentwicklung von Krebs, Herzinfarkt, Schlaganfall, Raucherbein, Asthma / Chronische Bronchitis, Emphysem (Lungenblähung), Demenz (Morbus Alzheimer), Augen / Sehstörungen, Krebs und retardierter Fetus-Entwicklung. (vgl. Rauchen und Gesundheit, sowie Centers for Disease Control, 1989). Der Konsum von Nikotin ist somit die häufigste vermeidbare Todesursache weltweit. (McGinnis, 1992)

Diesen Aspekt der Vermeidbarkeit von Krankheit und Tod durch Nikotin in Betracht ziehend, stellt sich die Frage, ob und warum Raucher so wenig motiviert sind ihren Tabakkonsum aufzugeben. Ein kurzer Blick in öffentliche Medien beweist, dass Rauchen mehr als nur ein motivationales Problem ist. So verspricht ein Anbieter für 250 € die Rauchentwöhnung binnen sechs Stunden mit einer 90%igen dauerhaften Erfolgsquote. Wie dieses Programm funktionieren soll, verschweigt er allerdings. (Thiede, 2004) Wenn es Menschen gibt, die auf derartig teuere Angebote ohne genauere Informationen eingehen, sollte bei ihnen eine große Motivation, das Rauchen zu beenden, vorhanden sein. Tatsächlich hat die Hälfte aller Raucher schon einmal probiert, mit dem Rauchen aufzuhören. (Kröger, 2004) Da es diesen Rauchern also trotz ihrer Motivation häufig nicht gelingt ihre nikotinhaltige Gewohnheit abzulegen, bemühen sich zahlreiche Programme auf unterschiedlichen Wegen diese Menschen zu unterstützen. Das Ziel dieser Hausarbeit ist es gängige Rauchentwöhnungstherapien, die an psychologischen Lerntheorien orientiert sind, unter dem Aspekt zu untersuchen, was sie in Theorie und Praxis leisten können.

1 Motivation des Rauchens

Für eine erfolgreiche Intervention ist es effektiver Ursachen, als Symptome zu bekämpfen. Daher ist die Fragestellung wichtig, aus welchen Gründen das Rauchen angefangen wird und vor allem warum das Rauchverhalten so stabil aufrechterhalten wird. Viele Autoren sind sich darüber einig, dass Rauchen in starkem Maße von Peer-Gruppen gelernt wird. Biglan (1984) schätzt, dass mehr als 70% aller von Jugendlichen gerauchten Zigaretten in Gegenwart von Gleichaltrigen geraucht werden. Neben dem Einfluss der Peer-Gruppe auf den Beginn von Nikotinkonsum wurden jedoch auch Korrelationen zum Rauchverhalten der Familie (Swaim, 1996), zum Selbstwertgefühl, dem Gefühl von Machtlosigkeit und zu sozialer Isolation festgestellt (Bandura, 1977). Während Rauch-Anfänger, wie bereits festgestellt, vorwiegend aus sozialen Gründen rauchen, hat das gewohnheitsmäßige Rauchen keinen sozialen Charakter mehr. Es gibt verschiedene Theorien darüber, warum Menschen weiterrauchen, obwohl die sozialen Gründe weggefallen sind, aus denen zu rauchen begonnen wurde. Taylor (1999, 151) unterscheidet hier vier Theorien: die Nicotine Fixed-Effect Theory, Pomerleaus und Pomerleaus Theorie, die Nicotine-Regulation Theory und das Multiple-Regulation-Model.

Nach der Nicotine-Fixed-Effect Theory von Hall (1973) hat Nikotin hat angenehme Effekte, wie z.B. Muskelentspannung, die von Rauchern erwünscht sind. Deshalb wird Rauchen nach Hall trotz der Aussicht auf negative Effekte aufrechterhalten.

Pomerleaus und Pomerleaus Theorie (1989) besagt, dass Nikotin auf der einen Seite abhängig macht, auf der anderen Seite jedoch auch die Verfügbarkeit von Neurotransmittern verändert. Dies geht mit diversen positiven Effekten, wie Entspannung, gesteigerter geistiger Leistungsfähigkeit und Rückgang von Ängsten einher. Daher rauchen Menschen um dem Nachlassen oder Umkehren dieser Effekte zu entgehen. Zusätzlich nehmen Pomerleau und Pomerleau

3

eine große Zahl externer Faktoren an, die zwar unabhängig von Nikotinhaushalt des Körpers sind, aber als Rauchverhalten auslösender Stimulus fungieren können.

Jarviks Nicotine-Regulation-Theory (1973, zitiert nach Taylor 1999, 151) vermutet, dass geraucht wird, um einen bestimmten Nikotinspiegel im Blut zu halten. Nach Taylor gibt es jedoch eine Menge Untersuchungen, die gegen diese Theorie sprechen. Des Weiteren beinhaltet diese Theorie in der vorliegenden Fassung kein motivationales Element. Daher ist sie für die weitere Betrachtung in dieser Hausarbeit irrelevant.

Letzlich gehen Leventhal und Cleary (1980) in ihrem Multiple-Regulation Model davon aus, dass der Genuss von Nikotin eng mit bestimmten positiven Emotionen zusammenhängt und auf diese Weise ankonditioniert wird.

Eine neuere Theorie, die von Kröger (2004) ohne hinreichende Quellenangabe referiert wird, sagt aus, dass Nikotin Belohnungsmechanismen im Gehirn aktiviert. In diesem Punkt stimmt er mit Pomerleaus und Pomerleaus Theorie überein. Zusätzlich sagt er jedoch aus, dass Veränderungen im Gehirn entstehen, die das Verlangen nach mehr Nikotin bewirken. Diese Veränderungen sollen sich sehr langsam oder gar nicht zurückbilden, weshalb manche Raucher noch nach sehr vielen Jahren rückfällig werden.

Fazit: Alle aufgeführten relevanten Theorien haben gemeinsam, dass Nikotin konsumiert wird, um bestimmte angenehme Effekte zu erreichen, wie zum Beispiel den Rückgang von Angst oder erhöhte Entspannung. Die Unterschiede zwischen diesen Theorien bestehen hauptsächlich im angenommenen Mechanismus zur Entstehung der Effekte von Nikotin, der entweder eher physiologischer oder eher psychologischer Natur ist.

2 Klassifizierung von Entwöhnungstherapien

Ziel einer Raucher-Therapie ist es den Zigarettenkonsum von durchschnittlich n Zigaretten am Tag auf durchschnittlich null Zigaretten am Tag zu senken. Dies kann nur auf zwei verschiedene Arten geschehen:

A) Die Zahl der pro Tag konsumierten Zigaretten wird *in mehreren Schritten* eingeschränkt, bis er auf null ist.

B) Die Zahl der pro Tag konsumierten Zigaretten wird *in einem Schritt* auf null gesenkt.

Geht man mit den vorgestellten Theorien davon aus, dass die Ursache für das gewohnheitsmäßige Rauchen das Anstreben von angenehmen emotionalen und kognitiven Effekten ist, die mit dem Rauchen in Verbindung gebracht werden, so sind weitere Maßnahmen erforderlich, um den Umgang mit den Entzugserscheinungen beziehungsweise mit den Ausbleibenden Belohnungseffekten des Nikotins zu erleichtern.

Hier gibt es die Möglichkeiten

-den Rauch einer Zigarette mit negativen Folgen zu koppeln (Aversionstherapien)

-Abstinenz mit positiven Folgen zu koppeln

-von den Entzugserscheinungen abzulenken

-den Nikotinentzug durch Ersatzpräparate zu mildern

Zusätzlich gibt es Therapieansätze, die versuchen Rauchern das Nichtrauchen entweder durch kognitives oder durch konditioniertes Lernen beizubringen. Hierzu zählen Therapien durch Einsichts- oder Modelllernen und Therapien, die externe Stimuli als Auslöser von Rauchverhalten annehmen und benutzen.

Neben diesen Ansätzen werden neuerdings auch Akupunktur und Hypnosetherapien vertrieben. Da zur Erfolgsquote dieser Ansätze jedoch noch keine Studien vorliegen (vgl. auch Kröger, 2004) und ihre Behandlung den Rahmen dieser Hausarbeit sprengen würde, werde ich mich auf die Therapien beschränken, die sich an die Klassischen Lerntheorien der Psychologie anlehnen.

2.1 Therapien die mit Konditionierung arbeiten

Die Konditionierungstheorien der Psychologie definieren Lernen als eine Veränderung einer Reaktion auf einen bestimmten Reiz. Es gibt zwei große Konditionierungstheorien, das Klassische Konditionieren und das Operante Konditionieren. Nach eigenen Recherchen beinhalten 7 von 10[1] Webseiten mit Programmen zur Rauchentwöhnung eine Form der Konditionierung.

2.1.1 Therapien die mit Klassischer Konditionierung arbeiten

Das Klassische Konditionieren nach Pawlow paart zwei Reize, d.h. setzt ein Individuum zwei zeitlich nahe beieinander gelegenen Reizen aus. Einer der Reize ruft die gewünschte Reaktion beim Individuum hervor. Dieser Reiz wird im Folgenden unkonditionierter Reiz genannt. Der andere Reiz, soll diese gewünschte Reaktion hervorrufen. Er wird konditionierter Reiz genannt. Wird ein Individuum wiederholt diesem Reizpaar ausgesetzt, so zeigt es die erwünschte Reaktion auch beim konditionierten Reiz (Zimbardo, 2003, 209-211). Diese ankonditionierte Reaktion auf einen bestimmten Reiz lässt sich nur wieder beheben, indem der konditionierte Reiz häufig

---

[1] eine dieser Seiten enthielt gar keine Angaben über die Art der Therapie, sondern bezeichnete sie als Standardtherapie mit Ernährungsberatung, etc. Diese Seite Zählt hierbei zu den Seiten ohne Konditionierung

ohne den unkonditionierten gezeigt wird. Dabei gilt, dass das Konditionieren einer Reaktion schneller geht, als dieselbe Reaktion wieder abzukonditionieren. (Zimbardo, 2003, 212-213)

Eine Raucherentwöhnungstherapie, die nach dem Muster der Klassischen Konditionierung arbeitet, müsste die Zigarette oder andere direkt mit dem Rauchen verbundene Reize mit unangenehmen Reizen paaren. (siehe Abbildung 1)

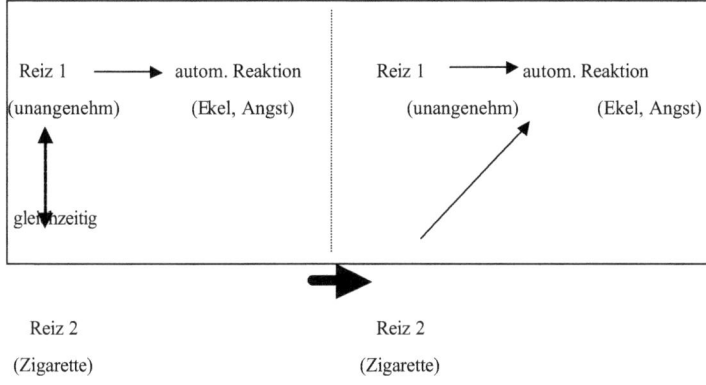

Reiz 1   ⟶   autom. Reaktion
(unangenehm)   (Ekel, Angst)

gleichzeitig

Reiz 2
(Zigarette)

(Abb.1)

Hierbei sind drei Dinge wichtig: Erstens muss der beim Rauchen erwartete negative Effekt größer sein als der erwartete positive Effekt. Zweitens muss dieser negative Effekt schnell genug eintreten um noch mit der Zigarette in Verbindung gebracht zu werden. Drittens muss der negative Effekt ursächlich mit der Zigarette in Verbindung gebracht werden und nicht mit der Therapie, da sonst anstelle der Rauchentwöhnung eine Therapieentwöhnung stattfindet. Der Gebrauch von Mitteln während des Rauchens, die starke Übelkeit hervorrufen, zum Beispiel Antabuse, hat somit theoretisch nicht notwendigerweise den gewünschten Effekt, eine Aversion gegen Zigaretten zu erzeugen. Der Fakt, dass Aversionstherapien in dieser Form nicht mehr angeboten werden spricht dafür, dass derartige Therapien wenig erfolgreich waren. Konkrete statistische Untersuchungen für die Wirkung von übelkeitsauslösenden Mitteln in Rauchertherapien sind im frei zugänglichen Internet jedoch nicht zu finden.

Effektiver erscheinen dagegen Aversionstherapien, die mit tatsächlichen unmittelbaren negativen Effekten des Rauchens arbeiten. Bekannte Vertreter sind Focused Smoking, Rapid-Smoking und Satiation. In diesen Therapien soll der Raucher für die direkten negativen Effekte des Konsums einer Zigarette sensibilisiert werden. Beim Focused Smoking soll der Raucher bei jedem Zug von einer Zigarette auf die damit verbundenen negativen Effekte, wie Trockenheit im Hals, den Geruch und den Rauch achten. (Rauchfrei.de, 1999-2005)

Satiation-Therapy vergrößert die Aufmerksamkeit für die negativen Folgen des Rauchens, indem der Raucher seinen täglichen Zigarettenkonsum verdoppelt oder verdreifacht. (Lichtenstein, 1984)

Rapid Smoking vergrößert diese Effekte, indem ein Raucher in einem warmen verrauchten Raum schnell eine Zigarette rauchen soll und die negativen Effekte beobachten soll. (Taylor, 1999, 154) Derartige Formen des Klassischen Konditionierens haben theoretisch den Vorteil, dass die negativen Effekte ursächlich dem Zigarettenkonsum zugeschrieben werden. Sollte Rauchverhalten vollständig durch Klassische Konditionierung vorausgesagt werden können, sollte eine Aversion gegen das Rauchen entstehen, die dazu führt, dass vorerst nicht wieder geraucht wird. Je stärker die dem Raucher antrainierte Aversion gegen Zigaretten ist, desto stabiler meidet er diese. Allerdings sagt die Theorie aufgrund der Löschungseigenschaft selbst voraus, dass diese Ergebnisse nicht stabil sein können. Vergleicht man mit der Theorie, so ist Übelkeit der unkonditionierte Reiz, der auf natürliche Weise gemieden wird. Eine Zigarette oder andere mit dem Rauchen in Verbindung gebrachte Reize, wie verrauchte Luft oder bestimmte Umgebungen oder Situationen sind die konditionierten Reize. Jede Situation, in der einer dieser konditionierten Reize ohne direkte negative Konsequenzen auf den Patienten einwirkt, ruft, laut Theorie, Löschung hervor. Tatsächlich beträgt die anfängliche Erfolgsquote beim Rapid Smoking etwa 60-90%, wovon ungefähr 45% im ersten halben Jahr abstinent bleiben. Später sinkt die Erfolgsquote weiter. (Leventhal, 1980)

Eine Therapie mit Hilfe der Klassischen Konditionierungstheorie hat somit in der Praxis zwar gute, aber instabile Erfolge. Wie wäre es im Rahmen dieses Ansatzes möglich die Erfolge zu verbessern? Erstens könnten die negativen Reize schlimmer gestaltet werden. Möglicherweise würde dann das Rauchverhalten über längere Zeit verschwinden. Hier gibt es jedoch die Grenze, dass die Auswirkungen einer Therapie nicht schlimmer sein dürfen als die der Sucht, die sie bekämpft. Auf diesem Wege kann also keine Verbesserung der Ergebnisse erreicht werden. Zweitens wäre es möglich die Aversion aufzufrischen. Dies hätte zur Folge, dass Ex-Raucher lebenslang in regelmäßigen Abständen zur Therapie gehen müssten, wo sie dann entweder Rapid-Smoking betreiben oder im Sinne der Satiation viele Zigaretten rauchen würden. Es ist klar, dass diese Art der Raucherentwöhnung ihr Ziel verfehlt.

Fazit: Die Klassische Konditionierung kann aufgrund ihrer hohen Anfangserfolge als Einstieg in die Abstinenz genutzt werden. Aufgrund ihrer hohen Rückfallquote kann sie jedoch nicht alleiniges Mittel sein. Zu bedenken bleiben auch die gesundheitlichen Nebenwirkungen der beschriebenen Formen der Klassischen Konditionierung.

2.1.2 Therapien die mit Operanter Konditionierung arbeiten

Beim Operanten Konditionieren wird einem Individuum einen bestimmter Reiz gegeben, wenn es ein bestimmtes Verhalten zeigt. Ist dieser Reiz belohnend, so wird das entsprechende Verhalten in Zukunft häufiger gezeigt (positive Verstärkung). Ist dieser Reiz bestrafend so wird dieses Verhalten in Zukunft weniger häufig ausgeführt (negative Verstärkung). Auch das Operanten Konditionieren kennt das Phänomen der Löschung: auch wenn einem Verhalten gar kein positiver oder negativer Reiz folgt, wird dieses Verhalten unwahrscheinlicher. Hierbei ist zu beachten, dass ein Verhalten durchaus aufgrund anderer Anreize fortgesetzt werden kann, als den ursprünglichen. (Ogden, 1996, 88-89) Diese Art der Löschung geschieht unter anderem dann, wenn ein Proband einmal doch wieder raucht und die direkten schlechten Folgen des Rauchens ausbleiben oder unbewusst bleiben.

Rückblickend auf die drei bevorzugten Theorien über die Motivation des gewohnheitsmäßigen Rauchens sind diese eng mit der Theorie des Operanten Konditionierens verwandt. Daher lässt sich eine hohe Wirksamkeit von Therapien vermuten, die mit Operanter Konditionierung arbeiten. Die Therapien lassen sich in zwei Gruppen einteilen:

-Therapien, die versuchen konditionierte Auslöser des Rauchens so zu verändern, dass das Rauchverhalten nicht mehr auftritt.

-Therapien, die versuchen über Belohnung oder/und Bestrafung das Rauchverhalten selbst zu verhindern.

Therapieelemente der ersten Gruppe werden beispielsweise neben anderen Maßnahmen im Programm des Institutes für Sozial- und Präventivmedizin der Universität Zürich (2004) genutzt. Die Patienten führen ein Tagebuch darüber, in welchen Situationen sie das Verlangen nach Zigaretten verspüren. Anhand dieses Tagebuches werden Reize identifiziert, die das Rauchen auslösen. Diese Reize werden zumindest vorübergehend gemieden oder es werden in ihrer Gegenwart Ersatzhandlungen für das Rauchen durchgeführt.

Aus theoretischer Sicht sind die Erfolgschancen dieser Therapieform gering. Erstens ist es sehr schwierig den ursprünglichen Auslöser des Rauchverhaltens konsistent zu meiden. Zweitens sagt für ein vorübergehendes Meiden auslösender Reize sowohl die Theorie der Operanten Konditionierung, als auch die der Klassischen Konditionierung keine Veränderung des Rauchverhaltens voraus. Es findet hierbei nämlich weder Klassische Konditionierung noch Verstärkung oder Löschung statt. Der Schlüsselreiz tritt ja eben *nicht* auf. Daher können weder positive noch negative Konsequenzen für angestrebte Verhaltensweisen erfahren werden. Sowohl die

Theorie des Operanten Konditionierens als auch die Theorie des Klassischen Konditionierens machen für diesen Fall keine Aussagen. Untersuchungsergebnisse zur tatsächlichen Erfolgsquote alleinigen Meidens von Auslösereizen als Rauch-Intervention liegen mir nicht vor.

Eine andere Form desselben Ansatzes, die auf Miller und Gimpl zurückgeht (1971), stellt Taylor (1999, 151) als Therapie durch Operantes Konditionieren vor. Hier trägt der Patient eine Klingel bei sich, die ihm in unregelmäßigen Abständen signalisiert, dass es Zeit ist zu Rauchen. Wenn die Klingel nicht klingelt wird nicht geraucht. Sobald das Rauchen ein auf die Klingel konditionierter Reflex ist, wird die Klingel weggelassen. Das Rauchen soll darauf hin automatisch eingestellt werden. Der Unterschied zur Klassischen Konditionierung besteht darin, dass in der Versuchsanordnung nicht mehr nur Reize gepaart werden, sondern Handlungen und bestimmte Reize (vgl. Abb.2 und Abb.1)

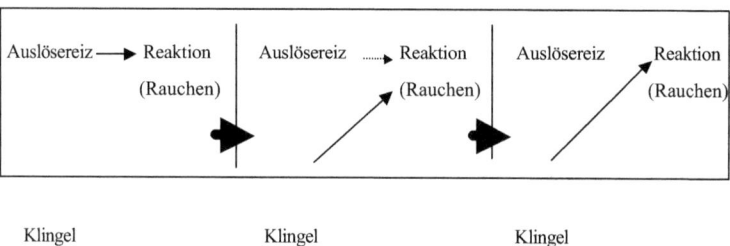

Auslösereiz ⟶ Reaktion   Auslösereiz ⋯⟶ Reaktion   Auslösereiz ⟶ Reaktion

(Rauchen)   (Rauchen)   (Rauchen)

Klingel   Klingel   Klingel

(Abb. 2)

Der Vorteil dieses Umkonditionierens von Auslösern gegenüber der bloßen Meidung der Auslösereize liegt darin, dass die Klingel in Gegensatz zu den normalen Auslösereizen, leicht aus der Umgebung entfernt werden kann. In der Zeit der Konditionierung des neuen Auslösereizes (Klingel) ist die Nikotinzufuhr zum Körper immer noch gewährleistet, wodurch in den Situationen, in denen vorher geraucht wurde, gemindert wird. Es wird hier die Gewohnheit gebrochen und durch eine neue Gewohnheit ersetzt, welche dann aufgrund externer Veränderungen nicht mehr eintreten kann. Wie kann man nun die Erfolgschancen dieser Therapie einschätzen?

Betrachtet man die Therapie durch Umkonditionierung des Auslösereizes aus Sicht der Operanten Konditionierungstheorie, so wird der Erfolg erstens dadurch begrenzt, inwieweit das Nichtrauchen in Gegenwart des Auslösereizes als Belohnung, beziehungsweise als Erfolgserlebnis, betrachtet wird (Verstärkungslernen). Zweitens kann eine Löschung des Rauchens nur dann eintreten, wenn geraucht wird, aber die erwarteten positiven Folgen ausbleiben. Dies ist beim Umkonditionieren nicht der Fall. Da es auch keine Bestrafung gibt, ist die Erfolgsaussicht im Sinne der Operanten Konditionierung gering. Mit anderen Worten: der Theorie der Operanten Konditionierung zufolge ist es möglich, dass ein Verhalten zwei verschiedene Auslöser hat. Ein Ankonditionieren der Klingel als Auslösereiz ist nicht gleichzeitig ein Abtrainieren aller anderen Reiz-Reaktions-Muster, die Rauchen auslösen. Daher würde die Theorie der Operanten Konditionierung alleine kaum Verbesserungen voraussagen.

Aus Sicht der Klassischen Konditionierung beruht das Funktionieren der Umkonditionierungs- Methode auf der Annahme, dass konsistente Paarung einer fehlenden Reaktion mit ihrem eigentlichen Auslösereiz, ein zukünftiges Ausbleiben der Reaktion in Gegenwart des Auslösereizes bewirkt. Anders gesagt löst bei der Umkonditionierungsmethode ein bestimmtes Verhalten (Nichtrauchen in bestimmten Situationen) eine Fortführung dieses Verhaltens aus. Über die Auswirkungen von Verhaltensweisen als Lernursache sagt die Klassische Konditionierung nichts aus. Aus den genannten Gründen sollte man anhand der Konditionierungstheorien von Therapie der Umkonditionierung des Auslösereizes kein Ergebnis erwarten, welches nennenswert besser ist als das einer Kontrollgruppe, die ohne Therapie versucht das Rauchen zu beenden. Leider sind auch für diese Form der Schlüsselreizkonditionierung keine empirischen Untersuchungen im Internet frei verfügbar.

Die zweite Form der Therapie von Rauchern durch Operantes Konditionieren ist weiter verbreitet. Hier wird das Rauchverhalten durch externe Anreize oder Strafen beeinflusst. Die Angst vor diesen Strafen oder die Aussicht auf Belohnung soll Rauchen verhindern und Nichtrauchen fördern. Fast jedes psychologische Programm zur Rauchentwöhnung benutzt dieses Mittel in der einen oder anderen Form zumindest zur Unterstützung.

„Belohnen Sie sich für das Erreichen Ihres Zieles. Wenn Sie sich ausrechnen, **wieviel Geld** Sie in Zukunft dadurch sparen, dass Sie Nichtraucher werden, dann leisten Sie sich von dieser Summe bestimmte Dinge, die Sie schon immer haben wollten oder die Sie erleben wollten, wie z.B. eine Reise zu verwirklichen. Bieten Sie jeder Person, die nicht glaubt, dass Sie es schaffen werden, Nichtraucher zu werden, eine **Wette** an, dass Sie es schaffen."

rät das Milton-Erickson-Institut Hamburg (2004) werdenden Nichtrauchern. Es spricht damit genau von Bestrafung in Form des Verlustes einer Wette und Belohnung durch Geld. Andere Programme schlagen vor den Konsum schrittweise zu reduzieren und bei dem Erreichen bestimmter täglicher Mengen (zum Beispiel 10 Zigaretten pro Tag) sich bestimmte Belohnungen zu geben, wie zum Beispiel ins Kino, Theater oder Restaurant gehen. (Taylor, 1999, 71)

Wie sehen nun die Erfolge einer solchen Therapie aus Sicht der Operanten Konditionierung aus? Die Operante Konditionierung sagt für wiederholte Belohnung der angestrebten Handlung (nicht zu rauchen) eine vergrößerte Wahrscheinlichkeit der Wiederholung dieser Handlung voraus. Eine Bestrafung aufgetretenen Fehlverhaltens sollte in etwa denselben Effekt haben, da es keine weiteren Handlungsalternativen als Rauchen oder Nichtrauchen gibt. Der Patient kann so nicht auf ein drittes unerwünschtes Verhalten ausweichen um der Bestrafung zu entgehen. Die einzige theoretische Schwierigkeit, die sich ergibt ist, dass es sich bei dem angestrebten Verhalten (Nichtrauchen) nicht um eine Handlung im eigentlichen Sinne, sondern um eine Unterlassung handelt. Eine direkte Belohnung des angestrebten Verhaltens, wann immer es auftritt ist damit nicht möglich. Eine Belohnung des Nichtrauchens immer dann, wenn eine Situation auftritt, in der normalerweise geraucht wird, ist denkbar. Auf diese Weise ist es sogar möglich Operantes Konditionieren in Verbindung mit einem sofortigen kompletten Rauchstopp zu praktizieren. Aus Sicht der Operanten Konditionierung funktioniert diese Methode immer dann, wenn der subjektive Gewinn des Nichtrauchens höher ist als der des Rauchens. Subjektiver Gewinn bedeutet hierbei die Gesamtheit der mit dem Nichtrauchen oder Rauchen verbundenen wahrgenommenen Belohnungen abzüglich der Gesamtheit der damit verbundenen wahrgenommenen Bestrafungen. Der subjektive Gewinn kann damit auch negativ sein. Ist der resultierende subjektive Gewinn für das Nichtrauchen höher als für das Rauchen, so sollte der Theorie des Operanten Konditionierens zufolge das Rauchen eingestellt werden. Nimmt man einen Grundsatz des neueren Ansatzes der Kausalattribuierung zu Hilfe[2], so ergibt sich die Schlussfolgerung, dass das Verhalten des Nichtrauchens genau so lange aufrecht erhalten wird, wie der erwartete subjektive Gewinn für das Nichtrauchen höher ist als für das Rauchen.

Ergebnissen von Leventhal und Cleary zufolge (1980) sind die anfänglichen Erfolgsquoten dieser Therapiegruppen im Durchschnitt hoch (bis 90%), haben aber hohe Rückfallquoten.

Fazit: Das Ankonditionieren neuer Auslösereize macht aus Sicht der Konditionierungstheorien nur soweit Sinn, wie es das zusätzliche Abgewöhnen des originalen Auslösereizes durch ausreichende Nikotinversorgung erleichtert. Etwas gewinnbringender erscheint aus theoretischer Sicht das Verstärkungslernen durch externe Anreize und Strafen. Empirisch sind die Erfolge der Operanten Konditionierung in der Rauchbekämpfung ähnlich denen der Klassischen Konditionierung – hohe anfängliche Erfolgsquote und hohe Rückfallquote

---

[2] Operante Konditionierung kann nicht das erste Auftreten eines neuen Verhaltens erklären, sondern nur Folgeverhalten nach Verstärkung oder Löschung. Daher wird für diese Schlussfolgerung die zusätzliche Annahme benötigt, dass Menschen Handlungsergebnisse antizipieren und Handlungen danach planen. (Zimbardo, 2003, 427)

2.2 Modelllernen

Eine weitere wichtige Klassische Lerntheorie der Psychologie ist das Modelllernen. Sie behauptet, dass ein Individuum nicht nur aus eigenen Erfahrungen lernen kann, sondern auch aus Erfahrungen anderer Individuen, die es beobachtet. Diese Theorie würde voraussagen, dass Jugendliche eher zu rauchen anfangen, wenn ihre Peer-Gruppe raucht. Darüber, dass diese Voraussage empirisch zutrifft, herrscht Konsens. Wie kann diese Lerntheorie helfen, das Rauchen wieder zu entwöhnen? Die Vermutung wäre, dass Raucher, die Zeuge der schweren Krankheitsbilder anderer Raucher werden, mit dem Rauchen aufhören. Aus theoretischer Sicht, steht hier wieder das Problem im Vordergrund, dass die Krankheit nicht unmittelbar nach dem Genuss einer Zigarette eintritt. So wird der direkte Bezug zwischen dieser Krankheit und dem eigenen Rauchverhalten nicht hergestellt. Ein Gedankenexperiment, dass an Ideen von Sam C. Saunders (nach Cole, 1999, 45) angelehnt ist, soll dies verdeutlichen:

Gehen wir davon aus, dass ein Raucher im Durchschnitt nach 150.000 Zigaretten an den Folgen seiner Sucht stirbt. Beim täglichen Konsum einer Schachtel Zigaretten entspricht dies einer mehr als 20-jährigen Raucherkarriere. Dieses Wissen löst wenig Angst vor der nächsten Zigarette aus, da die Krankheit nicht als direkte Folge des Rauchens einer bestimmten Zigarette auftritt. Nehmen wir nun an Zigaretten wären leicht anders gebaut, nämlich so, dass sie gar keine schleichenden Gesundheitsschäden hätten. Stattdessen nehmen wir an, dass im Durchschnitt jede 150.000ste Zigarette explodieren würde und dabei dem Raucher schwerste oder gar todbringende Verletzungen zufügen würde. Es sollte außerdem unmöglich sein, vorher einen Unterschied zwischen explodierenden und anderen Zigaretten zu erkennen. Obwohl sich im zweiten Beispiel die durchschnittlichen negativen Folgen des Rauchkonsums nicht ändern würden, ist die Angst vor der nächsten Zigarette größer. Der Grund dafür ist, erstens dass das Modelllernen direkter wirken kann und zweitens, dass die Gefahr von einzelnen Zigaretten ausgeht und nicht erst von einer Masse. Ein praktisches Beispiel für diesen Sachverhalt ist die trotz der hohen Sicherheitsstandards weit verbreitete Flugangst.

Dieses Gedankenexperiment macht deutlich, dass durch die Art der Krankheitsentstehung bei Rauchern der Zusammenhang zwischen Rauchen und Krankheit nicht direkt wahrgenommen werden kann und daher die Risikowahrnehmung verzerrt ist. Der Erfolg von Modelllernen als Mittel der Rauchentwöhnung ist theoretisch davon abhängig, wie sehr ein Individuum die Krankheit als Folge des Rauchens wahrnimmt oder nicht. Durch diese verzerrte Risikowahrnehmung, sollte das Modelllernen am Krankheitsbild nicht für den Ausstieg, sondern maximal als unterstützende Maßnahme geeignet sein. Stimmt diese theoretische Folgerung aus der Theorie des Modelllernens mit dem tatsächlichen Verhalten von Rauchern überein?

Eine Untersuchung von Goksel (2002), die sich mit rauchenden Verwandten von Menschen mit rauchbedingten Krankheiten befasst, verstärkt diese Aussage. Nur 7,2% dieser Probanden, stoppten ihr Rauchverhalten. Die Entscheidung, ob ein Mensch mit Rauchen aufhören möchte, war statistisch davon unabhängig, ob die Probanden sich bewusst waren, dass das Rauchen Ursache der Krankheit war. Goksels Schlussfolgerung ist, dass obwohl sich diese Raucher der schweren Folgen ihrer Sucht bewusst sind, sie dennoch nicht erfolgreich aussteigen können.

Da das Modelllernen an Krankheitsbildern nicht funktioniert bleibt die Möglichkeit, dass das Modelllernen dann zur Einstellung des Rauchverhaltens führt, wenn Nichtraucher in der Gesellschaft sozial besser akzeptiert werden als Raucher. Dieser Effekt ergibt sich entweder dann, wenn sich werdende Ex-Raucher in Selbsthilfegruppen organisieren bzw. sich in Gruppentherapie begeben, oder wenn das momentane soziale Umfeld des Rauchers das Rauchen ablehnt. Ersteres ist als Therapieform planbar. Eine Metaanalyse von Buchholz (2002) gibt dieser Therapieform etwa dieselben Erfolgsquoten von etwa 80% sofortigem Erfolg und einem Resterfolg von 50% drei Monate später. Taylor (1999, 154) zufolge kann Modelllernen jedoch unterstützend für eine andere Therapie wirken. Statistische Ergebnisse für diese Behauptung legt sie jedoch nicht vor.

Fazit: Modelllernen am Krankheitsbild erweist sich als statistisch unabhängig vom Erfolg von Rauchentwöhnungsversuchen. Das Modelllernen an anderen Menschen, die das Rauchen erfolgreich bekämpfen zeigt in etwa dieselben Ergebnisse, wie die Konditionierungstherapien.

2.3 Multimodale Methoden

Ein Ausweg, den alle im Nachspann aufgeführten Therapieprogramme nutzen, ist es verschiedene Methoden gleichzeitig anzuwenden. Die meisten verfügbaren Therapien nutzen zum Teil in dieser Arbeit behandelte Konditionierungsformen in Kombination mit Entspannungstraining, Stressbewältigungstraining, Ernährungsberatung, unspezifizierter Rückfallprävention, kognitiven Übungen zur Veränderung interner Monologe, Selbstwirksamkeitstraining, Akupunktur, Hypnose und vieles mehr. Aufgrund ihrer Vielfalt an Mitteln werden diese Therapien als multimodale Therapien bezeichnet. Therapien, die ausschließlich psychologische Mittel beinhalten werden im Folgenden als psychologische multimodale Therapien bezeichnet. Die Ergebnisse von Leventhal und Cleary (1980) lassen erkennen, dass zumindest alle von ihnen untersuchten psychologischen multimodalen Therapien in etwa dieselbe hohe anfängliche Erfolgsquote haben, die sich nach spätestens einem Jahr auf unter 50% verringert hat und weiter fällt. Die Zahl der möglichen Kombinationen ist jedoch groß und die Therapien haben sich seit dieser Untersuchung weiterentwickelt. Neuere Meta-Analysen, wie die von Buchholz (2002), legen jedoch keine besseren Erfolgsquoten für Therapien, die ausschließlich auf den hier behandelten Theorien basieren, nahe. Dies schließt nicht den von Taylor (1999) referierten, jedoch nicht statistisch nachgewiesenen, positiven Unterstützungseffekt multimodaler Methoden aus klassischen Lerntheorien für andere Therapien aus.

Fazit: Die Kombination mehrerer der vorgestellten Verfahren klassischer Lerntheorien untereinander verändert die Erfolgsaussichten der Kombinationstherapie nicht. Ein positiver Unterstützungseffekt multimodaler Methoden aus klassischen Lerntheorien liegt aufgrund ihrer hohen Anfangserfolge nahe.

3 Zusammenfassung

In meiner Hausarbeit habe ich Therapien zur Raucherentwöhnung untersucht, die auf den Lerntheorien der Klassischen und Operanten Konditionierung, sowie dem Modelllernen beruhen. Diese Ansätze haben zwei Dinge gemeinsam: Ersten haben sie ähnliche Erfolgsquoten: anfänglich hohe Erfolge (bis 90%), und eine hohe Rückfallquote (nach spätestens einem Jahr ist die Erfolgsquote weit unter 50%, Leventhal und Cleary zufolge sogar bis zu 10%). Zweitens sind sie alle reine psychologische Therapien und greifen damit nicht direkt in die Physiologie des Rauchers ein. Sollte, wie in der von Kröger (2004) vorgestellten Theorie zum Auslöser der Nikotinsucht, das Rauchen langwierige oder dauerhafte physiologische Veränderungen im Gehirn bewirken, so ist unklar,

-inwiefern diese Veränderungen das Verhalten von Rauchern determinieren

-inwiefern psychologische Therapien auf die Gehirnphysiologie positiv Einfluss nehmen können

-mit welchen physischen oder chemischen Mitteln diese Veränderungen rückgängig oder dauerhaft verhaltensunwirksam gemacht werden können und welche anderen Auswirkungen diese Mittel hätten.

Die untersuchten Therapien sind durch Ihre großen Anfangserfolge für den ersten Ausstieg aus der Rauchgewohnheit geeignet. Dennoch sind sie für eine nachhaltige Raucherentwöhnung, die weder eine hohe Rückfallquote besitzt, noch den Patienten eine zyklische Wiederauffrischung der Therapie abverlangt, nicht zureichend. Bedeutet das nun, dass es unmöglich ist mit dem Rauchen aufzuhören? Auch wenn die letztendliche Erfolgsrate einer Therapie nur 10% wäre, würde nach Taylor wie mehrmalige Anwendung einer Therapie früher oder später zum Erfolg führen. Für diese Vermutung spricht, dass es Ex-Raucher gibt und dass viele von ihnen mindestens drei Versuche des Aufhörens hinter sich haben. (Taylor, 1999, 157)

Sollte, wie Kröger (2004) darlegt Rauchen die Physiologie des Gehirns dauerhaft verändern, sollten Methoden, die physisch in den Körper eingreifen, viel versprechender sein. Beispiele für solche Methoden sind Akupunktur, Medikamente und andere physische Eingriffe in den Organismus. Leider sind für diese Methoden sowie für die Hypnose, als weitere rein psychische Maßnahme, keine Testergebnisse verfügbar. Daher ist weitere Forschung auf diesem Gebiet sinnvoll.

Quellenangaben

1. American Cancer Society. (2004). *Cancer statistics 2004*. Atlanta, GA: Author.

2. American Heart Association. (2005). *Heart and stroke facts*. Dallas, TX: Author. http://www.americanheart.org/downloadable/heart/1103829139928HDSStats2005Update.pdf (p.32)

3. Bandura, A. (1977). Toward a unifying theory of behavioral change. *Psychological Review, 84*, 191-215

4. Biglan, A., McConnel, S., Severson, H. H., Bavry, J., Ary, D. (1984): A situational analysis of adolescent smoking, *Journal of Behavioral Medicine, 7*, 109-114

5. Buchholz, M. B. (2002) *Stellungnahme zu Birgit Kröner-Herwig: 'Expertise zur Beurteilung der empirischen Evidenz des Psychotherapieverfahrens Verhaltenstherapie'* Tübingen: dgvt e.V. - Deutsche Gesellschaft für Verhaltenstherapie http://www.dgvt.de/index.html?artikel.php?cID=620~Main

6. Centers for Disease Control. (1989). *Surgeon general's report on smoking: Reducing health consequences of smoking: 25 years of progress, 1964-1989*. Washington, DC:Author.

7. Cole, K.C. (1999). *Das Universum in der Teetasse, 1. Aufl.* (p.45). Berlin: Aufbau-Verlag

8. Goksel, T., Ozol, D., Bayindir, U., Guzelant, A. (2002). Smoking habit among the relatives of patients with serious smoking-related disorders *European Addiction Research* 2002;8:118-121

9. Hall, R. A., Rappaport, M., Hopkins, H. K., Griffin, R. (1973). Tobacco and evoked potential. *Science, 180*, 212-214

10. Jarvik, M.E. (1973). Further observations on nicotine as the reinforcing agent in smoking. In W.L. Dunn (Ed.), *Smoking behavior: Motives and incentives* (p.33-50). Washington, DC: Winston.

11. Kröger, C. (2004). Interview beim Bayrischen Rundfunk 2004, http://www.br-online.de/umwelt-gesundheit/thema/rauchen/

12. Leventhal, H., Cleary, P.D. (1980). The smoking problem: A review of the research and theory in behavioral risk modification. *Psychological Bulletin, 88*, 370-405

13. Lichtenstein, E., Mermelstein, R. J. (1984). Review of approaches to smoking treatment: Behavior modification strategies. In Matarazzo, J.D., Weiss, S. M., Herd, J.A., Miller, N.E., (Eds.) *Behavioral Health: A handbook of health enhancement and disease prevention*. New York: Wiley.

17

14. McGinnis, M., Richmond, J.B., Brandt, E.N., Windom, R.E., Mason, J.O. (1992). Health progress in the United States; Results of the 1990 objectives for the nation. *Journal of the American Medical Association, 268*, 2545-2552

15. Miller, A., Gimpl, M. (1971). Operant conditioning and self-sontrol of smoking and studying. *Journal of Genetic Psychology, 119*, 181-186

16. Pomerleau, O.F, Pomerleau, C.S. (1989). A biobehavioral perspective on smoking. In: T.Ney, A.Gale (Eds.), *Smoking and human behavior.* (p.69-93). New York: Wiley.

17. Rauchen und Gesundheit, o.V., http://www.praxisbenner.de/erkrankungen/, nach Berichten des ZDF-Gesundheitsmagazins Praxis und des dpa, 23.12.2004

18. Ogden, Jane (1996). *Health psychology - A textbook.* (p.88-89). Trowbrigde: Redwood Books

19. o.V. (1999-2005). *Rauchfrei.de – Rauchen Ade. Aversionstherapien,* http://www.rauchfrei.de/raucherentwoehnung.htm

20. Swaim, R.C., Oetting, E. R., Casas, J. M. (1996). Cigarette use among migrant and nonmigrant Mexican American youth; A socialization latent-variable model. *Health Psychology, 15,* 451-458

21. Taylor, S. E. (1999). *Health Psychology, 4^h edition.* Los Angeles, CA: McGraw-Hill

22. WHO - World Health Organisation (2004). http://www.who.int/tobacco/en/ Author.

23. Zimbardo, P.G., Gerrig, R.J. (2003). *Psychologie, 7^h edition.* Berlin: Springer

Webseiten mit Rauchentwöhnungsprogrammen:

1. Cooper, Clayton (2004). *The Cooper–Clayton method to quit smoking.* www2.kcr.uky

2. Institut für Sozial- und Präventivmedizin der Universität Zürich (2004). *Ziel Nichtrauchen.Schritt für Schritt zum Erfolg* http://www.zielnichtrauchen.ch/Broschueren/index.php?etappe=3

3. Kröger, C. (2004). Interview beim Bayrischen Rundfunk 2004, http://www.br-online.de/umwelt-gesundheit/thema/rauchen/

4. milton-erickson-institut-hamburg (2004) http://www.milton-erickson-institut-hamburg.de/therapie/rauchen/aussteigen.htm

5. Rauchen und Gesundheit, o.V., http://www.praxisbenner.de/erkrankungen/, nach Berichten des ZDF-Gesundheitsmagazins Praxis und des dpa, 23.12.2004

6. Rauchfrei.De-Rauchen Ade 1999-2005

http://www.rauchfrei.de/raucherentwoehnung.htm

7. Rauchfrei: Neue Therapie für Frauen (2005).

   http://www.lifeline.de/cda/page/center/0,2845,8-6570,FF.html

   Standard-Rauchentwöhnung plus Ernährungsberatung oder psychische Beratung für Angst vor Gewichtszunahme.

8. Scharzwaldklinik Obertal (2004). http://www.m-press.rmc.de/obertal/nicht.htm.

   Autogenes Training, Homöopathie, Ernährungsergänzung, Elektroakupunktur, Sauerstoff-Intensiv- und Ozon-Eigenblut-Therapie

9. Thiede, S., Graeff, B. (2004). Köln: http://www.rauchfrei-trainings.de/

10. Onlineberatung-Therapie http://www.onlineberatung-therapie.de/nikotinfrei.html

    21 Tageprogramm als Computerprogramm downloadbar, kognitive Lerntheorien